Atkins Dieta

Perdere peso e sentirsi grande
Contiene suggerimenti e ricette

By Arnold Yates

Sommario

Introduzione

Voglio ringraziare voi e congratularmi con lei per il download del libro, *"Dieta Atkins: Il modo efficace per perdere peso"*.

Ad un certo punto nei vostri sforzi per perdere peso, si può dubitare se si è sulla strada giusta con il vostro programma di dieta a causa di vari motivi. Il flusso di informazioni sulla dieta alimentare è schiacciante, o il punto di vista contrastanti di esperti di alimentazione per il miglior programma di dieta lasciare confuso, e la paura se il vostro programma di dieta è medicalmente suono o mette in pericolo la salute.

Andando su una dieta varia con gli individui e dipende da ciò che si vuole raggiungere e seguire fedelmente. Non si può solo accettare una dichiarazione generale per perdere peso e rimanere in buona salute mangiando di meno ed essere attivi in palestra. Si può attualmente essere su un programma di perdita di peso e fare alcuni esercizi e ancora non trovare soddisfazione nella velocità con cui si sta perdendo peso.

Ma, ora è possibile mettere da parte tali incertezze, avere successo nel perdere quei peso indesiderato e sentirsi grande su di te attraverso la dieta Atkins. Dieta Atkins, in breve, è un programma di dieta che è facile da seguire e rispettare senza perdere la propensione per il cibo. E non si deve preoccupare di guadagnando indietro quelli grasso in eccesso dopo il programma per la fine del programma di dieta Atkins è la manutenzione durata del peso desiderato.

Gli ultimi anni hanno visto la crescente popolarità della dieta Atkins, dopo qualche celebrità hanno sostenuto il successo con questo approccio nutrizionale. L'uso di dieta Atkins continua a salire, ora con un seguito di quasi un decimo della popolazione adulta. Molti dietisti che utilizzano il programma di dieta Atkins pretesa hanno perso circa 18 chili in sei mesi, senza il rischio di problemi cardiaci. La popolarità di questo programma di dieta è nella sua enfasi sulla riduzione del consumo di carboidrati, senza avere fame.

Questo libro vi porterà a una comprensione della dieta Atkins e mostrare i benefici derivanti dal suo uso.

Grazie ancora per il download di questo libro. Spero che vi piaccia!

Capitolo 1 - Come nella dieta di Atkins

Uno dei motivi dieta a trovare la dieta Atkins attraente è la sua flessibilità in corrispondenza loro requisiti nutrizionali specifici. Incorporando le esperienze dei seguaci, un altro libro sulla dieta Atkins è uscito nel 2002. Il libro, allo stesso modo, modificare le parti del programma di dieta Atkins, ma non il concetto principale. Dal momento che la pubblicazione di questo libro, più studi condotti sulla dieta Atkins sono arrivati a conclusioni simili sulla efficacia del programma per il miglioramento della preoccupazioni mediche e nutrizionali.

Le basi principali della dieta Atkins Programma

È possibile visualizzare le caratteristiche promettenti del programma di dieta Atkins nei suoi principi fondamentali radicati nella ricerca scientifica:

Perdita di peso. I fautori della domanda dieta Atkins per perdere peso entro tre-sei mesi del programma. Altri sostengono l'efficacia di durata di un anno e anche di più. Questo è in linea con lo scopo della dieta Atkins di una abitudine di mangiare tutta la vita che mantiene il peso desiderato.

sostentamento peso. Coloro che cercano un basso contenuto di grassi e la dieta a basso contenuto calorico tendono a lasciare il programma in anticipo a causa di fame o di incapacità di frenare voglie. Si può durare con un programma di basso contenuto di grassi per un breve periodo, ma aderendo a questo programma per un periodo più lungo può dimostrare di essere un calvario. Le offerte Atkins dieta piano con questa preoccupazione come abitudine di mangiare non è limitato, a condizione di mantenere i carboidrati a basso. Continua l'adesione al programma consente di trovare la vostra tolleranza ai carboidrati e ti mantiene soddisfatto l'assunzione di cibo.

Miglioramento della salute e del benessere. Con il vostro fabbisogno nutrizionale abbinato con il programma di dieta Atkins, si sente meno la fatica grazie alla stabilizzazione del livello di zucchero. Si potrà osservare un miglioramento nella vostra salute, anche nella fase iniziale del programma, che ti fa sentire bene.

La prevenzione dei fattori di rischio per la salute. Gli studi sulla dieta Atkins dimostrano che è efficace nel migliorare malattie croniche come malattie cardiache, diabete e ipertensione. Questa efficacia è dovuta ad un livello ridotto di produzione di insulina nel sistema corpo.

Gli utili derivanti dalla dieta Atkins

Controversie accompagnano sempre l'introduzione di nuove idee, e la dieta Atkins non fa eccezione. La polemica sulla dieta Atkins deriva dalla sua dieta povera di carboidrati, alto contenuto di grassi e proteine, che era il consumo popolare all'epoca. Tuttavia, recenti studi sulla dieta Atkins mostrano entrambi i benefici nutrizionali e mediche.

1. *Riduzione automatica dell'appetito.* È naturale per uno su un programma di perdita di peso a sentire la fame, e questo non si deve preoccupare. Nella dieta Atkins, si verifica il disagio della fame durante la fase di induzione in cui il sistema è volutamente acclimatato all'idea di bruciare acidi grassi per aumentare il vostro livello di energia, un processo noto come chetogenesi.

2. *dieta Atkins perde più peso velocemente.* Una ragione per la rapida perdita di peso è che il livello di insulina inferiore comporta il rene di gettare l'acqua in eccesso dal corpo, che si verifica durante le prime due settimane del programma.

3. *La perdita di grasso avviene prima nell'addome.* I grassi sottocutanei risiedono sotto la pelle addominale, ed i grassi

viscerali sono nel profondo del tronco. Entrambi sono rischi per la salute quando è in eccesso, e in particolare per il grasso viscerale, è mortale. Gli studi dimostrano che bassi carboidrati riducono l'effetto dannoso di grasso addominale.

4. *Aumento del livello di colesterolo buono e la riduzione del rischio di malattie cardiache.* Colesterolo può essere sia "buona", noto come lipoproteine ad alta densità (HDL) o "cattivo", noto come lipoproteine a bassa densità (LDL). Sia HDL e LDL funzione di portare il colesterolo nel sangue. LDL prende il colesterolo dal fegato mentre HDL prende colesterolo dal corpo al fegato per il riutilizzo e l'escrezione. Nella dieta Atkins, HDL aumenta a causa del consumo di grassi, riducendo così il rischio di malattie cardiache.

5. *Maggiore miglioramento della condizione di quelli con tipo 2 diabete.* I carboidrati abbattere in zucchero eelevare i livelli di zucchero nel sangue, che a sua volta aumenta il livello di insulina. Per le persone che sono resistenti all'insulina, un alto livello di zucchero nel sangue diventa un problema importante e porta al diabete di tipo 2. La dieta Atkins previene l'aumento del livello di zucchero a causa della dieta a basso contenuto di carboidrati, prevenzione del diabete tipo 2.

6. *carboidrati a basso riduce l'ipertensione.* L'ipertensione è un fattore di rischio per la malattia cardiaca, insufficienza renale e ictus. A basso consumo di carboidrati riduce la pressione del sangue, e per estensione, riduce i fattori di rischio per le malattie croniche.

7. *efficace nel trattamento della sindrome metabolica.* Metabolica sindrome è un insieme medico di sintomi di:
   - Alta pressione sanguigna
   - l'obesità addominale
   - bassi livelli di HDL
   - Alti livelli di trigliceridi
   - i livelli di zucchero nel sangue

Il consumo basso contenuto di carboidrati inverte questa

sindrome metabolica e migliora lo stato di salute del cuore e diabete di tipo 2.

8. *dieta povera di carboidrati serve come terapia per i disturbi del cervello.* L'affermazione che lo zucchero è necessaria per il cervello è vero. Ci sono parti del cervello che bruciano il glucosio. Senza carboidrati, il fegato produce il glucosio, che invia poi al cervello. Inoltre, una grande parte del cervello brucia anche chetoni (sostanze che abbattere i grassi per l'energia) formate dal ridotto apporto di carboidrati. Questo processo di chetoni che bruciano aiuta a prevenire le convulsioni cerebrali, come crisi epilettiche.

9. *Le prestazioni mediche al di là di perdita di peso.* Alcune delle preoccupazioni mediche positivamente influenzato dalla dieta Atkins sono:
- Attenuazione di reflusso acido
- Acne
- Mal di testa
- Cancro
- La sindrome dell'ovaio policistico (PCOS), una malattia endocrina comune nelle donne in età riproduttiva
- demenza
- La narcolessia o sonnolenza diurna

Questi disturbi medici sono dovuti all'elevato contenuto calorico del cibo consumato da persone. Limitare il consumo di carboidrati, quindi, aiuta a migliorare la vostra salute. Il concetto di dieta Atkins di dieta a basso contenuto di carboidrati e la durata abitudine di mangiare bene affrontare il problema dell'obesità. Ma, ora sembra che la dieta Atkins può avere benefici ben oltre la perdita di peso.

Capitolo 2 - diverse fasi della dieta Atkins Explained

Il programma di dieta Atkins segue un piano in quattro fasi in cui dieta deve passare da una fase all'altra. Lo scopo delle fasi è quello di consentire al sistema di adattarsi gradualmente alla meta durata del mantenimento del peso attraverso una buona abitudine di mangiare.

Come già detto, il piano è flessibile e soddisfa le vostre esigenze nutrizionali specifiche. Queste fasi sono l'induzione, continua perdita di peso (OWL), pre-manutenzione, e la manutenzione di vita.

Fase 1 – Induzione

Troverete la fase di induzione più restrittiva di tutte le fasi, come le chiamate di dieta per una riduzione improvvisa del l'assunzione di carboidrati. Si può verificare una certa quantità di perdita di peso in questa fase, ma questo non è la vera ragione per la fase di induzione. Il motivo è quello di consentire al sistema di abituarsi a un cambiamento nel vostro chimica del corpo, rendendolo più reattivo alla combustione degli acidi grassi per l'uso come energia.

Ma, uno abituato a una dieta ricca di carboidrati può trovare il calo improvviso molto a disagio. Quando ci si sente i morsi della fame, è necessario tornare al vostro obiettivo per perdere peso che fa per te con il programma. Guardando avanti al successo, alla fine del programma aiuta a mantenere motivati.
La fase di induzione dura due settimane, ma è possibile continuare con la fase di induzione, se avete bisogno di perdere

un sacco di peso. Se il vostro scopo per l'adesione al programma è quello di cambiare le abitudini alimentari, si raccomanda un elevato apporto di calorie per prevenire la perdita di peso.

Ci si può aspettare quanto segue nella fase di induzione:

- Limitato consumo giornaliero di carboidrati (20 grammi di carboidrati netti) per un minimo di due settimane. Determinare i carboidrati nette deducendo il numero di grammi di fibra dalle grammi di carboidrati.
- Godetevi mangiare cibi che combinano proteine e grassi come pollame, uova, pesce, agnello, manzo e maiale. Tuttavia, limitare il consumo di formaggi in quanto questi contengono carboidrati.
- Mangiare un alimento bilanciato con grassi naturali, come ad esempio i grassi saturi, polinsaturi e monoinsaturi, ad eccezione di grassi idrogenati.
- L'inclusione di non amidacei verdure a foglia nel vostro programma di dieta.
- Dopo un regime di otto bicchieri di acqua al giorno.
  Il successo nella fase 1 del programma è un segnale per voi di passare alla fase 2. Si consiglia di non rimanere troppo a lungo in fase 1, o si potrebbe annoiarsi con la monotonia del menu. Il pericolo a questo punto è credere che sia tutto a posto per mangiare di tutto, come si può perdere peso di nuovo ripetendo la fase 1.

Fase 2 - la perdita di peso in corso (OWL)

L'obiettivo per OWL è quello di trovare la vostra tolleranza ai carboidrati, che vi dirà quanti carboidrati si può consumare e continuare a perdere peso. In questa fase, si reintrodurre lentamente carboidrati alimentari nella vostra dieta, esplorare ciò che il cibo si può mangiare e cosa non mangiare.

Alla fase 2, il tasso di perdita di peso rallenta. È possibile aumentare l'assunzione di carboidrati da 20 grammi a 25 grammi, aumentando l'assunzione di 5 grammi per ogni settimana di Fase 2. Osservando il vostro progresso nella perdita di peso, che dovrebbe essere di uno o due sterline alla settimana, si può dire al vostro carboidrati personali equilibrio. Questo livello di equilibrio tra i 30 a 80 grammi al giorno o più a seconda della vostra età, il sesso, lo stato di ormoni, e livello di attività.

In OWL, si può iniziare a mangiare cibi nutrienti, come frutta e verdure non amidacee. È inoltre possibile iniziare a godere formaggi a pasta molle, come ricotta. Un metodo consigliato è quello di introdurre un nuovo alimento da un gruppo e osservare se il cibo ti fa guadagnare o perdere peso. Se si sente il cibo sta causando problemi, metterlo da parte e sostituirlo con un altro dello stesso gruppo o reintrodurla in una fase successiva.
Fase 2 dura fino a raggiungere almeno 10 chili dal vostro peso desiderato.

Fase 3 - Pre-manutenzione.

Si sta avvicinando il vostro obiettivo di peso con 10 sterline da versare. La fase di pre-manutenzione raccomanda una graduale riduzione del peso rimanente dal tuo obiettivo di peso.
In fase di pre-manutenzione, si aggiungono 10 grammi di carboidrati netti alla vostra dieta quotidiana. Aggiungere il cibo per la vostra dieta, come le lenticchie e altri legumi, frutta (tranne frutti di bosco), verdure ricche di amido e cereali integrali. E 'in questa fase si trova il vostro livello di tolleranza ai carboidrati. Il livello di tolleranza ai carboidrati è il punto in cui non si guadagnare o perdere peso. Quando si raggiunge questo punto, questo segna l'ultima fase del programma.
Se si nota che non sei più la perdita di peso, è ridurre il vostro

apporto di carboidrati da 10 grammi, evitare dolcificanti artificiali, bere 8 bicchieri di acqua al giorno, e contare e registrare il vostro apporto calorico.

Fase 4 - manutenzione di corso della vita.

Come accennato in precedenza, la manutenzione vita è lo scopo fondamentale della dieta Atkins. E 'in fase 4 che si inizia la manutenzione vita con un quotidiano di 40 a 120 grammi di carboidrati netti. La gamma di carboidrati netti prende in considerazione il metabolismo, sesso, età, e la vostra attività. Completando la dieta Atkins con l'esercizio fisico regolare vi aiuterà ad acquisire un livello di tolleranza ai carboidrati più alto.

A seguito del programma di dieta Atkins come prescritto avrete riusciti a tuo obiettivo di peso e sentirsi bene con il vostro progresso. Prendete nota, tuttavia, che la dieta Atkins è circa il mantenimento del peso tutta la vita e deve essere sempre nella vostra mente così si potrebbe attaccare con una dieta equilibrata.

Capitolo 3 - Peso Manutenzione della dieta Atkins

Ciò che distingue la dieta Atkins è la sua enfasi sulla cosa da mangiare, mentre l'altro programmi di dieta luogo importanza a cosa non mangiare. Nel programma di dieta Atkins, non c'è bisogno di sentire fame, mentre nel programma, e si può mangiare quanto si vuole per tutto il tempo il contenuto di carboidrati è basso come raccomandato in ogni fase.

fase di induzione.

Si può mangiare quasi nulla, ma limitare l'assunzione di carboidrati a 20-25 grammi. Si può mangiare verdura Foundation (senza verdure ricche di amido), proteine, grassi sani, e la maggior parte formaggi. È possibile includere noci e semi nella vostra dieta.

- crostacei sono buone, ma contengono carboidrati, di conseguenza, limitare il consumo di crostacei a 4 once al giorno.

- carne non trasformati: manzo, maiale, vitello, carne di cervo, prosciutto e pancetta. Prosciutto e pancetta possono contenere zucchero, in modo da scegliere quelli che non sono guarito. Si può optare per la pancetta priva di nitrati.

- Le uova sono altamente nutrienti e un alimento di base, soprattutto per la colazione. Essere creativi nella preparazione di uova per evitare la monotonia.

- Per i grassi e gli oli, ottenere quelle provenienti da verdure. Oli ricchi di acidi grassi Omega-3 sono anche accettabili. Oli non hanno carboidrati, ma limitano la porzione di un cucchiaio. Fare attenzione che gli oli non raggiungono troppo alta temperatura durante la cottura.

- tè e caffè con caffeina sono accettabili, interrompere l'uso di caffeina se si sente si verificano voglie. Se sei un drogato di caffeina, si consiglia di rompere l'abitudine prima di entrare in un programma di dieta.

- Il formaggio contiene carboidrati in modo da limitare l'assunzione di formaggio a 3-4 once al giorno o una dimensione equivalente di 1 "cubo al giorno.

Fase 2 o la perdita di peso in corso.

Lo scopo di questa fase è quello di perseguire con lo slancio avviato nella fase 1 fino a trovare la vostra tolleranza ai carboidrati personale. Le liste alimentari presentati di seguito sono suggerimenti che si possono mescolare in base alle proprie preferenze. Potrete godervi il vostro cibo in questa fase con l'aggiunta di una gamma più ampia di alimenti e bevande. Vi sentirete ancora più leggero con il programma, ora che è possibile visitare i negozi per il vostro cibo preferito.

- prodotti lattiero-caseari come lo yogurt (normale e non zuccherato), latte intero non zuccherato, mozzarella, ricotta, ricotta e panna

- La maggior parte delle noci e semi come macadamia, arachidi, noci del Brasile, solo per citarne alcuni dei tuoi preferiti

- Frutta fresca come more, lamponi, mirtilli, fragole, meloni a cubetti, melata cubetti, mirtilli

- Il succo di limone, lime e succo di pomodoro sono raccomandati.

- in scatola o cotta legumi come lenticchie, fagioli, fagioli, fagioli, fagioli neri, e ceci

- I cibi pronti sono accettabili fino a quando si è a conoscenza della porzione e carboidrati netti.

fase di pre-manutenzione

In questa fase, più carboidrati vengono aggiunti alla vostra dieta, che consente per 50 - 70 carboidrati netti al giorno. Più ampia gamma di prodotti alimentari è anche aggiunto alla dieta. Lo scopo di questa fase è per voi di ottimizzare la vostra dieta, si prepara per una manutenzione durata del vostro peso. Questa fase dura per un mese o fino a raggiungere il tuo obiettivo peso desiderato.

- verdure ricche di amido sono accettabili in questa fase: zucca (al forno o purè), tranciato carote, patate al forno o purè, patate, piselli, pastinaca, e mais.

- Legumi: fagioli neri, fagioli, lenticchie, ceci, fagioli e altri

- Godetevi una gamma più ampia di vostra frutta preferita: mele,piccole banane, pompelmo, guava, kiwi, mango, uva passa, pesche, prugne media, datteri freschi, di media pera, albicocca media, e ananas fresco

- I cereali sono anche accettabili in questa fase: farina d'avena, riso integrale, crusca di frumento, quinoa, pane integrale, fiocchi di avena e orzo cotto.

fase di mantenimento a vita

A questo punto, hai raggiunto il tuo obiettivo di peso e pronto a trasformare la vostra dieta in un'abitudine di vita. Essendo ora utilizzato ad una dieta con un saldo di carboidrati determinata nella fase pre¬maintenance, si può semplicemente continuare con questo equilibrio o appena al di sotto di esso.

L'assunzione di cibo nella dieta manutenzione vita è la stessa nella fase di pre-manutenzione. La differenza è le modifiche introdurre e ora ci si può aspettare quanto segue:

- *Godetevi buoni grassi naturali.* Tutto quello che devi ricordare di non è quello di mangiare oltre il vostro equilibrio di carboidrati. Si potrebbe aggiungere il burro o olio d'oliva per le verdure, formaggio blu per insalate, e panna montata o latte intero yogurt alla frutta come bacche.

- *Goditi la vita.* Dal momento che la dieta Atkins è ora una seconda natura per voi, non è necessario preoccuparsi molto con esso. Potrebbe essere necessario modificare il vostro equilibrio di carboidrati a seconda delle attività che si impegnano in, il vostro lavoro e la vostra salute. Con il know-how è stato acquistato con il programma di dieta Atkins, si hanno gli strumenti per controllare il tuo peso e non preoccuparsi decade occasionali.

La dieta Atkins è più sulla formazione del sistema l'abitudine di consumo di alimenti sani. Il corpo è costruito per muoversi. I tempi attuali per fare una vita sedentaria che colpisce la salute e il fisico dell'uomo. La dieta Atkins rende possibile per voi di godere cibo sano e indulgere in attività, in ultima analisi, che ti fa sentire bene con la vita.

Capitolo 4 - 7-Days Atkins Diet Ristorazione

La dieta Atkins non ha limitazioni pasto tranne per limitare l'assunzione di carboidrati. Mentre si può mangiare quello che vuoi, aiuta ad avere una struttura per il vostro pasto; questo consente di risparmiare dal pensare di ciò che il cibo da utilizzare in un giorno per giorno. Basta ricordarsi di bere 8 bicchieri di acqua ogni giorno. Il programma del pasto presentate in questa sezione sono per coloro che amano mangiare.

Giorno 1

Colazione

3 uova strapazzate con crema

4 a 6 strisce di pancetta caffè o tè con

crema

Pranzo

Insalata di pollo 6 once di pollo alla griglia

1 cucchiai di formaggio Romano

2 tazze insalata verde

2 cucchiai di ranch dressing 1 uovo sodo,

tritato

Cena filetti di pesce fritto, immerso nelle uova, rivestite in proteine del siero, e l'utilizzo di olio vegetale

1 tazza di insalata verde

V4 pomodoro, di medie dimensioni

1 cipolla rossa tagliata a fette sottili

Giorno 2

Colazione

2 porzioni di cereali

1 crema cucchiai

4 salsiccia

tortini decaffeinato

Caffè

Pranzo

1 tazze insalata (prosciutto, uova sode,
pancetta sbriciola, 2 once del formaggio)
2-3 cucchiai in casa spogliatoio mille isola
Bevanda dietetica

Cena

bife grelhado com manteiga de alho, 2 cebolas

em fatias finas, e um meio de cogumelos copo

salada verde

V2 copo com bacon esfarelado romano queijo

1 colher de sopa

1 colher de sopa de vestir (a sua escolha)

1 xícara de aspargos

Giorno 3

Colazione

jambon et fromage (2 onces) frittata

1 tostato focaccinadi burro

1 cucchiaio

Tè caldo, con limone e zucchero sostituto

Pranzo

ali di pollo al forno con salsa di formaggio
blu
Poche uova alla diavola
1 tazza di cavolo
10 - 20 olive
Bevanda dietetica

Cena

8 once bistecca
2 tazze di insalata di lattuga mista con
pomodori, cetrioli,
2 once di formaggio e pancetta sbriciola
2 cucchiai di fatto in casa spogliatoio mille
isola

brodo di carne

1 tazza, cospargere uova strapazzate, erba
cipollina per guarnire

Giorno 4
Colazione

3 uova sode tritate leggermente, mescolare con 1 cucchiaino di erbe fresche, 1 cucchiaino di burro e 1 cucchiaino di crema
4 salsiccia
5 caffè o tè decaffeinato

Pranzo

prosciutto e formaggio sandwich aggiungere lattuga e pomodoro

Senape o maionese Dieta soda

Cena

6 once di filetto di pesce al forno con burro, erbe e spezie

2 tazze di lattuga insalata mista con pomodori, ravanelli e cetrioli

2 cucchiai di fatto in casa spogliatoio mille isola

1 tazza di broccoli e cavolfiori, cotto e misto

Tè con limone e zucchero sostituto

Giorno 5

Colazione

1 tostato focaccina 1 cucchiai di burro

Pranzo

Insalata di pollo mescolato con pancetta crolla, il sedano tritato, cipolle verdi e spezie

2 impanati cloud

cotiche, 1/2 tazza di salsa fatta in casa di

soda dieta

Cena

6 once di arrosto di maiale, affettati

2 tazze di insalata lattuga mescolato con pomodori, cetrioli, ravanelli, e cipolle verdi

2 cucchiai di fatto in casa spogliatoio mille isola

Tè con limone e zucchero sostituto

Giorno 6
Colazione

2 - 4 mini muffin 2 uova sode caffè decaffeinato o tè

Pranzo

8 once di manzo alla griglia bistecca, tagliata a fette sottili

1 tazza di insalata verde

1 cipolla rossa, tagliata a fette sottili

1/2 fette di pomodoro piccolo

2 cucchiai la vostra scelta di condimento

per l'insalata

Cena

Polpette con salsa Alfredo

1 tazza di fagioli verdi con i funghi

Uova alla diavola

Giorno 7

Colazione	2 uova strapazzate
	3 fette di pancetta 2 muffin tostato A cucchiai di burro
	Tè con limone e zucchero sostituto
Pranzo	coscia di pollo al forno e la gamba
	insalata di verdure
	1 tazza, cotto e senza zucchero condimento italiano gratis
	Bevanda dietetica
Cena	6 once di filetto di pesce al forno con burro, erbe e spezie
	1 tazza di cavolo
	2 tazze di insalata verde
	2 cucchiai la vostra scelta di condimento per l'insalata

Con lo stesso cibo consumato per tanti giorni, potrebbe diventare un monotonia. Per evitare di annoiarsi con il cibo che si mangia, variare la vostra preparazione per le uova. Si potrebbe cercare sostituti per le verdure e la carne. E, tenere a mente il vostro equilibrio di carboidrati.

Capitolo 5 - idee sbagliate circa il
Dieta Atkins

La popolarità della dieta Atkins, che è salito ancora più in alto dopo la pubblicazione del secondo libro del Atkins nel 2002, ha generato idee sbagliate e ha respinto come "moda". Ma queste idee sbagliate non annullare gli effetti positivi della dieta Atkins come studi scientifici mostrano .

Qui di seguito sono le questioni su basse carboidrati con le spiegazioni che dimostrano queste idee sbagliate come senza fondamento.

1. **Low-carboidrati dieta è difficile da seguire attraverso.** La pretesa di escludere un gruppo alimentare intero dal menu è estrema e difficile da seguire. Le restrizioni sul mangiare cibi spesso portano ad una sensazione di privazione, che a sua volta, porta a un desiderio di più cibo.

   I sostenitori della dieta Atkins pretesa di perdere peso velocemente. alimenti a basso contenuto di carboidrati provoca una perdita automatica di appetito e riduce l'apporto calorico, senza sensazione di fame. In assenza di fame, dieta sono in grado di seguire attraverso fino all'ultima fase del programma.

2. **gruppi di alimenti essenziali esclusi dalla dieta a basso contenuto di carboidrati.** E 'interessante notare primi antenati di quel uomo non mangiare cereali fino a circa 10.000 anni fa. E 'la moderna abitudine di consumo che condiziona la mente a desiderare per gli alimenti ricchi di zuccheri e grassi. Il fatto è, si ottengono i nutrienti essenziali da mangiare alimenti di origine animale e di verdure non amidacee.

3. **Una dieta a basso contenuto di carboidrati provoca chetosi, che è dannoso per la salute.** Chetosi è spesso confuso con chetoacidosi. Chetosi è un bene per la salute ed è una risposta naturale del sistema corpo quando il cervello non ha sufficiente glucosio può bruciare per produrre energia. Chetoacidosi è una condizione che si verifica per le persone con diabete di tipo 1 in cui il sangue è pieno di corpi chetonici glucosio e in grandi quantità. Chetoacidosi, quindi, è un pericolo per la salute e potrebbe rivelarsi fatale.

Gli studi dimostrano che la chetosi è la terapia per le malattie croniche e, pertanto, non dannoso come molti vorrebbero credere.

4. **Una dieta a basso contenuto di carboidrati è ricco di grassi saturi, che è dannoso per la salute.** Una dieta a basso contenuto di carboidrati fare incentivare il consumo di carne e altri alimenti ricchi di grassi saturi e colesterolo. L'affermazione di grassi saturi aumentare il livello di colesterolo LDL (lipoproteine a bassa densità) è sbagliato.

Ci sono due tipi di lipoproteine del colesterolo, lipoproteina ad alta densità (HDL) e la lipoproteina a bassa densità (LDL). Il fatto è che il consumo di basso contenuto di carboidrati porta a ridurre i livelli ematici di grassi saturi, i carburanti che bruciano i carboidrati per produrre energia. I grassi saturi aumentare il livello di HDL (che è il colesterolo buono) e cambiare il basso e dense LDL (che è il colesterolo pericolosa) da un grande LDL, che diventa innocuo.

5. **Non vi è nulla di sostenere che la dieta a basso contenuto di carboidrati è al sicuro nel lungo periodo.** Ci sono studi casuali condotti sull'efficacia e la sicurezza

della dieta povera di carboidrati a lungo termine che dimostrano che dura per due anni e più a lungo senza effetti negativi sulla salute.

Al contrario, gli studi antropologici dimostrano che le persone che vivono con i comfort moderni, possono imparare da tribù incontaminate dalla vita moderna. Gli studi delle tribù che vivono in Alaska, Canada, Groenlandia, e in Africa dimostrano che queste popolazioni tribali vivono di mammiferi marini, pesci, mammiferi terrestri e uccelli. Queste popolazioni tribali mangiano non alimenti vegetali, e la loro fonte calorica è presa principalmente da grassi, che potrebbero raggiungere un alto 75%. Eppure, sono in buona salute, che vive alla vecchiaia, senza malattie croniche.

6. **Che cosa si perde su una dieta a basso contenuto di carboidrati è il peso dell'acqua.** È vero che la perdita di acqua in peso è dovuta a una dieta povera di carboidrati, ma la perdita di acqua si verifica solo durante le prime due settimane di dieta. Durante la fase iniziale della dieta Atkins, il rene rilascia sodio e acqua, che contribuiscono alla perdita di peso. Dopo la fase iniziale, tuttavia, la perdita di peso continua, ma la perdita è da grasso corporeo.

7. **Una dieta a basso contenuto di carboidrati provoca la perdita di sostanze nutritive.** Certo cibo fa bloccare altri nutrienti dal assorbimento nel sistema corpo. Come grani, che sono ricchi di acido fitico, impedisce l'assorbimento del ferro, zinco e calcio, che può portare a carenze minerali. Grano è noto per ridurre i livelli ematici di vitamina D. Un livello insufficiente di sangue di vitamina D è un fattore di rischio per il cuore e altre malattie croniche. Una dieta a basso contenuto di carboidrati non include il grano nel suo piano, e, quindi,

non hanno le sostanze che impediscono altri nutrienti di essere assorbiti dal corpo.

8. **Andando su una dieta a basso contenuto di carboidrati provoca un sacco di disagio.**
E 'vero che la dieta sperimentano disagi durante una dieta a basso contenuto di carboidrati, come mal di testa, nausea, confusione, irritabilità e letargia. Questi disagi sono dovuti al drastico cambiamento del sistema metabolico che si verifica durante la fase di induzione e dura per le prime due settimane della dieta Atkins.
Questi disagi scompaiono in pochi giorni e possono essere prevenute da ottenere acqua e sale sufficiente nel sistema.

9. **Una dieta a basso contenuto di carboidrati provoca palpitazioni cardiache.**
Vivere una leggera elevazione della frequenza cardiaca durante le prime due settimane della fase di induzione è normale a causa di cambiamenti metabolici e non dura. Questa condizione è dovuta a disidratazione e una quantità insufficiente di sale nel vostro sistema. Da bere fluido sufficiente a compensare la perdita di acqua e prendere il sale impedisce palpitazioni.

10. **ridotta performance fisica è causata da assunzione di basso contenuto di carboidrati.** Un iniziato nella dieta del carboidrato basso può sentire una riduzione delle prestazioni fisiche a causa della mancanza di liquidi e sali nel sistema. Questo problema si risolve da bere molta acqua mescolata con sale prima di una attività.

Con affermazioni contrastanti che circondano la perdita di peso, che oscilla da poco tra basso-carboidrati e diete a basso contenuto di grassi, è una sana reazione di pausa prima di decidere su quale approccio dieta da usare. Ci sono altri fattori, come le condizioni mediche, potrebbe essere necessario prendere in considerazione prima di scegliere quello più adatto a voi. Ma, decidendo di non agire a causa di idee sbagliate detenuti, può impedire di migliorare la vostra salute e uno stile di vita.

Capitolo 6 - The Food avete bisogno di mangiare

La bellezza della dieta Atkins è nel suo approccio alla perdita di peso che è sia sano e di facile manutenzione. E, mentre il programma di dieta Atkins, che non devi morire di fame. Si può mangiare il cibo che si desidera, a condizione che sia a basso contenuto di carboidrati o entro il bilanciamento di carboidrati.

La guida qui di seguito vi aiuterà con il cibo che bisogno di mangiare come si passa attraverso ogni fase della dieta Atkins. Come si passa attraverso ogni fase, è possibile introdurre nuovi alimenti nel menù o reintrodurre cibo che una volta erano intolleranti e ha causato problemi.

Fase 1 - induzione (20 - 25 grammi di carboidrati)

- da 12 a 15 grammi di verdure a foglia verde non amidacee e di altri

- Per grassi naturali, l'olio di oliva, burro, olive, avocado, e altri alimenti naturali per rendere il vostro appetito

- Per le tue fonti di proteine, si può avere 110 - 170 grammi che servono dimensioni di pollo, tacchino, pesce, frutti di mare, agnello, manzo, vitello, maiale, uova, tofu e altri prodotti di soia

- Prodotti lattiero-caseari che ad alto contenuto di grassi, ma a basso contenuto di carboidrati, come la panna acida, panna e formaggi a pasta dura

Fase 2 - perdita di peso in corso (5 grammi aumento di

carboidrati a settimana)

Oltre alle verdure di fondazione e prodotti lattiero-caseari ti piace nella fase di induzione, è possibile aggiungere:

*   Noci e semi (evitare di castagne)

*   bacche, melone, e ciliegie (evitare di anguria)

*   Ricotta e ricotta per i formaggi freschi e yogurt intero di latte

*   legumi come ceci e lenticchie e altri nella stessa gruppo alimentare

*   vegetali e succo di pomodoro, tra cui limone e succo di lime

Fase 3 - Pre-manutenzione (aumento di 10 grammi di carboidrati a settimana)

Continuare ad aggiungere nuovo alimento al menu pur mantenendosi entro il vostro equilibrio di carboidrati. Per acquisti di cibo, controllare il conteggio dei carboidrati rete sulle etichette.

*   verdure ricche di amido sono ora accettabili come le carote, barbabietole, zucca al forno o purè, patate dolci al forno, pastinaca a fette, e mais

*   I cereali sono anche accettabili in questa fase, come la crusca di grano crudo, germe di grano, avena, semola cotti, pasta di grano cotto e riso cotto

*   per la frutta (eccetto i succhi di frutta e frutta secca), è possibile aggiungere cocco fresco grattugiato, ciliegie, angurie a cubetti, papaia, prugne medie, guava, mela, mango, pezzi di ananas fresco e altri frutti

Fase 4 - Manutenzione di corso della vita

In questa fase, la dieta è ormai uno stile di vita. Il cibo che si mangia in questa fase è lo stesso di quelli in Fase 3. È possibile reintrodurre il cibo che si erano intolleranti prima di questa fase e di esplorare altri alimenti, ma rimanere all'interno del vostro obiettivo di peso.

Capitolo 7 - ricette semplici

Per iniziare con la dieta di Atkins, troverete ricette semplici per il pasto quotidiano di seguito. Come si ottiene familiarità con le ricette, è possibile esplorare e creare semplici ricette della propria, variando gli ingredienti per fornire spezie e varietà ai vostri pasti.

Colazione

Muffin Minute

V4 c farina di mandorle
1 t dolcificante (sostituto dello zucchero)
in polvere V4 t da forno con fosfato dritto, doppio contenuti recitazione
1/8 t sale
V2 t cannella
1 uovo intero, grande
olio vegetale 1 t

1. In una tazza, combinare e mescolare gli ingredienti secchi fino a ben incorporato-.
2. Aggiungere l'olio e l'uovo e mescolate.
3. Cuocere in forno a microonde per un minuto.
4. Toast il muffin, opzionale
5. Top con crema di formaggio

Proteine Pancake

2 oz del siero proteine (la vostra scelta di sapore)
VA farina c Meal
3 T grano intero, farina di soia
1 t lievito
1/3 C ricotta, crema di ricotta
2 uova, di grandi dimensioni

1. Mescolare bene i primi tre ingredienti.

2. Aggiungere il formaggio uova e cottage sbattuto e mescolare fino blended.
3. Scaldare una padella antiaderente a fuoco medio.
4. Grasso leggermente con olio vegetale
5. goccia pastella nella padella con l'uso di coppa V per ogni pancake.
6. Attivare pancake e cuocere per 2 minuti più.
7. Ripetere la procedura per ogni pancake.

Frullato proteico
3/4 C acqua 2 T panna
1 t di vaniglia
2 t sostituto dello zucchero
V c in polvere proteine del siero
V t gomma di guar
4 - 6 cubetti di ghiaccio

Mettere tutti gli ingredienti nel frullatore, ma non i cubetti di ghiaccio. Whirl di combinare bene. Aggiungere i cubetti di ghiaccio uno alla volta per consentire miscela per addensare.

Per aggiungere varietà alla scossa, si può provare a variazioni. Sostituire l'acqua con la dieta di soda, bevande leggeri o yogurt. Si potrebbe anche provare estratti e sciroppi senza zucchero.

Pranzo

Salmone con limone e capperi

4-6 oz V2 olio filetti di salmone
V4 c oliva t sale
V2 t pepe nero macinato fresco
1 T tritato foglie di rosmarino
8 fette di limone (2 limoni)
V4 succo di limone c (1 limone)
V2 c vino bianco 4 t capperi

4 pezzi foglio di alluminio

1. Spazzola entrambi i lati del filetto di salmone con olio d'oliva
2. Condire con sale, pepe e rosmarino
3. Inserire ogni salmone condito nel fioretto, superiore ogni salmone con limone una fettina di limone, 2 cucchiai di vino, e 1 cucchiaino di capperi
4. stagnola Fold e la guarnizione
5. Mettere una padella griglia sul medio-alto calore
6. Posizionare il foglio sulla griglia calda, cuocere per 10 minuti

smaltato Petto

4 libbre magra petto di manzo
2 t di sale
2 t paprica
1 t pepe nero
3 T conserve di albicocche, zucchero (o la vostra scelta di conserva)
il forno

1. Riscaldare a 475 F.
2. petto Rub con sale, pepe, paprika e
3. Inserire la punta di petto al forno, lato grasso verso il basso
4. cipolle e carote Scatter intorno al petto e cuocere per 15 minuti
5. Girare petto più e aggiungere acqua V2 c.
6. Coprire e ridurre la temperatura del forno a 375 F.
7. Cuocere per 3 o 4 ore finché sono teneri.
8. broiler calore. Trasferire petto dal forno a griglia padella
9. marmellata sviluppa su petto e cuocere per 5 minuti, eliminando le cipolle e le carote.
10. petto coprire con un foglio e lasciare raffreddare.
11. rimuovere il grasso superficiale e servire.

Ancho Macho Chili

1 cipolla, di medie dimensioni 80 oz bistecca disossata
3 T peperoncino in polvere V2 t pepe nero
2 t vendita
14 A / 2 oz pomodori rossi e peperoncini verdi, in scatola
2 t aglio
6 fl oz vino rosso
3 T olio d'oliva

1. Preriscaldare il forno a 325 F
2. Rub sale e pepe sulla carne bovina
3. calore 1-1 / 2 t di olio in una pentola a fuoco alto
4. Aggiungere 1/3 di carne di manzo e cuocere fino a marrone
5. Trasferimento petto in una ciotola e ripetere con carne
   rimanente
6. Aggiungere il restante olio 1-1 / 2 t di pentola e cuocere
   cipolla
7. Mescolare in polvere di peperoncino. Aglio tritato, pomodori
   e vino e lasciate cuocere a fuoco lento
8. Coprire e cuocere 2-1 / 2 ore finché sono teneri.

Cena

Funghi con asparagi e piselli

3 T burro non salato
3 scalogni, medio
1 t aglio
tappo a fungo 1-3 oz
c aceto V4
acqua 1 c
1 lb asparagi V2 c piselli
2 T panna 8 foglie di basilico
V4 pizzico di sale
V4 t pepe nero

1. Sciogliere 2 cucchiai di burro in una padella a fuoco medio a

calore elevato. Ridurre il fuoco a medio e aggiungere lo scalogno. Cuocere per 3 minuti fino a quando i appassisce parte verde.

2. Aggiungere l'aglio tritato
3. Aggiungere il cucchiaio di burro rimanente e funghi. Cuocere per 5 minuti o fino a quando i funghi sono morbidi
4. Aggiungere l'aceto, cuocere per 2 minuti in più
5. Versare l'acqua, aggiungere gli asparagi e portare a ebollizione. Ridurre il calore e lasciate sobbollire per 5 minuti.
6. Aggiungere i piselli, cuocere per 2 minuti.
7. Aggiungere la panna e continuate a cuocere fino a quando la salsa è spessa
8. Trasferire in una ciotola, aggiungere foglie di basilico e condire a piacere con sale e pepe.
9. Cospargere con il parmigiano, opzionale

Braciole di maiale con salsa di senape

Olio d'oliva 3 T
4 braciole di maiale disossati, 1-pollice di spessore sale e pepe nero
2 scalogni tritati finemente
3/4 c vino bianco
2T panna
1 T senape di Digione
1 T dragoncello fresco tritato
1 limone cuneo taglio

1. Preriscaldare il forno a 400F
2. In una padella, calore 1 cucchiaio a fuoco
3. V2 cucchiaino di ciascuno di sale e pepe per condire la carne di maiale.
4. braciole di maiale Brown ogni lato
5. braciole di maiale di trasferimento a una teglia da forno, arrosto per 5 - 7 minuti o fino a cottura
6. Cuocere lo scalogno con 1 cucchiaio di olio, mescolando fino

al morbido

7. Versare il vino e lasciate cuocere a fuoco lento fino a ridurre della metà
8. Aggiungere la panna, cuocere a fuoco lento fino a quando si addensa salsa. Aggiungere la senape.
9. Versare la salsa sopra le costolette di maiale e aggiungere dragoncello.
10. servire con la spicchi di limone.

pesce gatto al forno con broccoli

6 ozs allevamento di pesce gatto
1 c broccoli, tritato
1 porzione, miscela di erbe burro

1. Preriscaldare il forno a 350F
2. Disporre il pesce gatto, il 12 "foglio di piazza, cospargere il pesce con sale e pepe macinato
3. Disporre broccoli intorno pesce
4. lati piega della pellicola e di tenuta per aggraffatura
5. Cuocere per 10 a 15 minuti fino a quando il pesce è cotto e broccoli è tenera
6. pesce Trasferimento a un piatto, foglio di aprire e versare herb- miscela di burro sul pesce

Per Herb burro miscela
t sale V2
olio di pepe nero V2 c oliva 1 t
1 t aglio
3 t foglie di origano
2 T Basilico
1 c di olio vegetale c burro non salato V2

1. Mettere sale, pepe, aglio, olio, origano e basilico in un robot da cucina. Pulse fino granelli di pepe non sono visibili.
2. Aggiungere l'olio e il burro e si fondono fino a che liscio
3. Raschiare in un contenitore
4. dura nel frigorifero fino al 1 mese

Minestre

Red Pepper Soup

2 T olio d'oliva 2 spicchi d'aglio 12 once arrostito peperoni 1
14,5 once brodo di pollo acqua oz 7 fl
1 cipolla, 2/3 piccoli c panna
V4 c parmigiano grattugiato
2 gambi di sedano, medio

1. In un tegame, scaldare l'olio in una casseruola a fuoco medio
2. Aggiungere il sedano, l'aglio tritato, cipolla bianca. Cuocere e
mescolare fino a quando le verdure sono morbide.
3. zuppa purea in un frullatore. Fate questo in lotti.
4. zuppa Ritorna alla pentola, aggiungere la panna e mescolare
5. Aggiungere sale e pepe a vostro gusto. Cospargere di
parmigiano su di servire.

Blue Cheese e la zuppa di pancetta

5 pancetta, fetta medio
3 T burro non salato
3 porri
2 c pezzi di funghi e staminali
1- 1/2 c cavolfiore
1 14,5 oz lattine di brodo di pollo
acqua c V2
2- 1/2 pza formaggio blu (o la vostra scelta di formaggi)

1. In una padella, cuocere pancetta fino croccante, mettendo 3 o
4 strisce alla volta
2. Fondere il burro in una pentola a fuoco medio. Gettare in
porri, cavolfiore, e funghi. Cuocere per 5 minuti, mescolando di
tanto in tanto
3. Aggiungere il brodo di pollo e l'acqua e portate a bollore.
4. Ridurre il calore e lasciate cuocere a fuoco lento per 10
minuti
5. zuppa purea in un frullatore. Fate questo in lotti e tornare

zuppa di piatto.

6. L'ultimo lotto di zuppa, aggiungere il formaggio blu e purea fino al liscio.

7. Top con pancetta sbriciolato.

Crema di zuppa di pollo

6 fette di pancetta
2 burro T
3 spicchi d'aglio
3.5 oz funghi affettati
1/3 c vino bianco o acqua
V2 latte di cocco c
brodo di pollo 3 c
4 costole di sedano tritate
5 cotte e tritate senza pelle cosce di pollo sale qb
Pepe
2 T prezzemolo fresco tritato

1. In una pentola capiente, scaldare l'olio e cuocere la pancetta finché non sarà croccante. Rimuovere pancetta e mettere da parte.
2. Aggiungere il burro e quando sciolto, aggiungere l'aglio fino a doratura. Aggiungere i funghi e cuocere a fuoco lento.
3. Versare il vino o acqua e cuocere fino a quando ridotto alla metà.
4. Versare il latte di cocco e brodo di pollo, mescolate. Aggiungere il pollo e sedano, lasciate sobbollire.
5. Aggiungere un pizzico di sale e pepe. Utilizzare pancetta e prezzemolo per guarnire.

Conclusione

Grazie ancora per il download di questo libro!

La dieta Atkins si trova sui principi fondamentali della perdita di peso, il sostentamento di peso, miglioramento della salute e del benessere, e la prevenzione dei fattori di rischio per la salute. Il piano di dieta corrisponde al fabbisogno nutrizionale specifico della dieta, eliminando ogni barriera la dieta può avere per continuare con il programma e raggiungere il successo.

La dieta Atkins non è solo per perdere peso, ma è di sviluppare uno stile di vita di vita di una sana alimentazione. Il programma di dieta Atkins aiuta a passare gradualmente da un elevato consumo di carboidrati ad un apporto basso contenuto di carboidrati. E, questa progressione graduale aiuta a esplorare il vostro equilibrio di carboidrati, che vi dà il controllo del vostro mantenimento del peso.

Aderendo al programma di dieta Atkins si libera da preoccuparsi per il vostro peso e sentirsi grande con la vita una volta che il mangiar sano diventa una seconda natura per voi.

Spero che questo libro è stato in grado di aiutare a capire il concetto di dieta Atkins e come si sta andando a lavorare in modo efficace per voi.

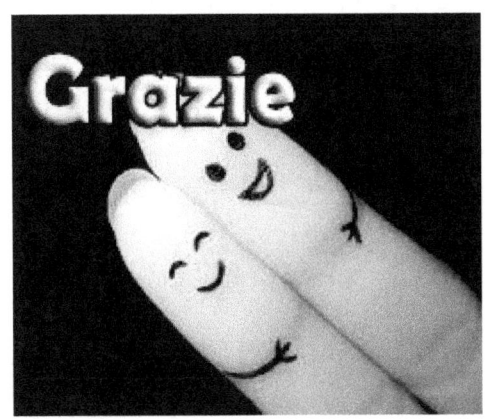

Infine, se ti è piaciuto questo libro, allora vorrei chiedervi un favore, vorresti essere così gentile da lasciare una recensione per questo libro su Amazon? Sarebbe molto apprezzato!

Clicca qui per lasciare un commento per questo libro su Amazon!

Grazie e buona fortuna!

<u>immagine</u>

<u>e di ottenere il 10% di sconto</u>

<u>https://knowledgeforgreatness.leadpages.co/gb/</u>

Solo per dire "Grazie" per l'acquisto

questo libro.

Io voglio dare "6 Principi

a 6 pack abs "del valore di

~~$19.99.~~

Tuo gratis

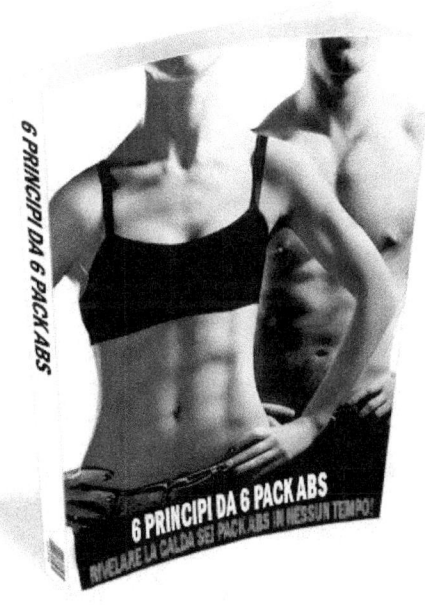

CLICCA QUI

https://knowledgeforgreatness.leadpages.co/6-pack/